PUBLICATIONS DU JOURNAL DES SCIENCES MÉDICALES DE LILLE.

NOTE

SUR LE

TRAITEMENT DES APHONIES NERVEUSES

PAR L'ÉLECTRICITÉ,

PAR

LE Dʳ Henri DESPLATS,

Professeur de clinique médicale à la Faculté libre de Médecine de Lille,
Medecin de l'hôpital Sainte-Eugénie.

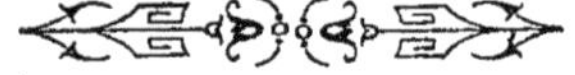

PARIS,

LIBRAIRIE J.-B. BAILLIERE ET FILS,

19, RUE HAUTEFEUILLE, 19

(près du boulevard Saint-Germain).

1882.

NOTE

SUR LE

TRAITEMENT DES APHONIES NERVEUSES

PAR L'ÉLECTRICITÉ,

Par le Dʳ Henri DESPLATS,

Professeur de clinique médicale à la Faculté libre de Médecine de Lille ,
Médecin de l'hôpital Sainte-Eugénie.

Nous avons eu l'occasion de traiter, récemment, un certain nombre de malades atteintes de cette espèce particulière d'aphonie à laquelle on a donné le nom de nerveuse. Il nous a paru utile d'en publier les observations et de les faire suivre de quelques réflexions pratiques sur les diverses espèces d'aphonie fonctionnelles et leur traitement. Ce sera le moyen d'expliquer les résultats différents obtenus par les mêmes pratiques dans des cas analogues, en apparence. Ainsi qu'on le verra, en effet, dans les sept observations personnelles que nous publions, tantôt la faradisation cutanée a donné des résultats excellents et immédiats, tantôt au contraire elle a été absolument inefficace, tandis que la faradisation ou la galvanisation profondes permettaient d'obtenir une guérison rapide.

Ce n'est pas au hasard que sont dus des effets si différents ; ils s'expliquent lorsqu'on étudie attentivement les diverses espèces d'aphonie nerveuse.

Il n'y a pas, en effet, qu'une espèce d'aphonie nerveuse

ayant toujours la même origine, les mêmes symptômes, la même marche et à laquelle convienne le même traitement ; il y en a plusieurs qu'il importe et qu'il est possible de distinguer. Elles ont des traits communs qui permettent de dire : il n'y a point de lésion. L'aphonie est due à un simple trouble fonctionnel ; et des caractères propres qui autorisent à affirmer que la paralysie porte sur les tenseurs des cordes vocales, sur les constricteurs ou sur les dilatateurs de la glotte.

Quel que soit le muscle intrinsèque du larynx atteint de paralysie, l'altération ou la suppression de la voix se produit presque toujours d'une manière subite, sans que la muqueuse présente des signes d'inflammation ; cependant, dans quelques cas, et nous en publierons un exemple, un catarrhe aigu du larynx cause l'aphonie, qui persiste lorsque toute trace d'inflammation a disparu.

C'est donc un bon signe de l'aphonie nerveuse que l'apparition brusque, sans gêne ni douleur, sans aucune trace d'inflammation. A celui-là nous en joindrons un autre, plus important peut-être, que les malades accusent quelquefois, qu'il faut le plus souvent rechercher ; nous voulons parler de la disparition brusque et pour un temps très court de l'aphonie. « Depuis que vous avez perdu la voix, disons-nous aux malades, ne vous est-il jamais arrivé de pouvoir parler et de croire que vous étiez guérie ? » — « Si, Monsieur, une fois, deux fois, plusieurs fois, il m'est arrivé de prononcer distinctement plusieurs mots, mais cela n'a pas duré. » Ces petites reprises ne se produisent que dans les aphonies fonctionnelles. Elles sont, dans certains cas, bien plus longues et durent même quelquefois plus que la période d'aphonie. Ainsi certains malades jouissent de leur voix pendant une bonne partie de la journée et ne la perdent qu'à partir d'une certaine heure. Duchenne, Mackensie, Mandl, ont publié des observations de ce genre. D'autres malades (avocats, professeurs, prédicateurs) voient leur voix fléchir, quelle que soit l'heure, après un certain temps d'exercice. Il y a certainement, dans ces derniers cas, trouble nerveux, mais il y a, très probablement aussi, des phénomènes congestifs, car, en même temps que la voix fléchit, l'orateur éprouve une certaine fatigue accompagnée de gêne locale. Nous verrons que ces malades se trouvent aussi très bien de la faradisation.

Lorsque nous aurons ajouté que les femmes atteintes d'aphonie nerveuse sont, presque toujours franchement hystériques ou au moins impressionables, aménorrhéiques et d'apparence délicate, que quelquefois même elles présentent un ensemble de symptômes permettant de penser à la phtisie ; que les hommes sont, ou très jeunes, ou d'un type presque féminin, ou rhumatisants, à peau blanche, fine, transpirant facilement et très abondamment et très sensible, nous aurons indiqué les caractères généraux de la maladie que nous étudions.

Un dernier trait manquerait pourtant si nous ne disions que les causes occasionnelles jouent un grand rôle dans l'apparition de l'aphonie nerveuse. Les impressions morales (joie, frayeur), les impressions physiques brusques (bains froids, courants d'air, etc.), les troubles fonctionnels subits (arrêt des menstrues, suppression d'une transpiration, etc.), sont souvent indiqués comme cause.

Il faudrait cependant se garder de croire qu'on constate toujours l'action d'une cause définie, assez souvent les malades ne peuvent attribuer à rien la disparition de leur voix.

L'aphonie constatée, son origine et ses caractères étudiés, il faut procéder à l'examen laryngoscopique pour que le diagnostic : aphonie nerveuse soit incontestable. Cet examen révélera l'intégrité de la muqueuse laryngée et quelques troubles de la motilité des cordes vocales. Ces derniers bien analysés nous permettront de porter un diagnostic plus précis et de dire à quels muscles est due la paralysie. Avant de faire cette analyse nous publions les observations qui nous ont fourni les éléments de cette étude.

Obs. I. — *Aphonie nerveuse datant de trois mois. — Retour de la voix dès la première séance de faradisation externe.*

Mademoiselle Marie T., âgée de 15 ans, était le 15 janvier 1882, complètement aphone depuis trois mois, lorsqu'elle vint nous trouver. — Ses parents craignaient un commencement de phtisie , parce qu'elle avait maigri, qu'elle était pâle, n'avait plus d'appetit et toussait fréquemment sans cracher. — Après l'avoir interrogée nous crûmes pouvoir diagnostiquer une aphonie hystérique, quoique cette jeune fille n'eût présenté d'autres accidents qu'une grande impressionnabilité. — L'examen laryngoscopique ne pût être pratiqué à cause de son intolérance, pas plus que nous ne pûmes porter dans la gorge l'excitateur laryngien. Nous nous bornâmes à appliquer nos deux tampons de chaque côté du larynx et, en moins d'une minute, cette jeune fille émettait des sons. Deux minutes après elle parlait et chantait une gamme. — Ses parents et elle même étaient stupéfaits. — Elle parla toute la soirée mais le lendemain elle était encore aphone. Une deuxième séance lui rendit la voix qu'elle ne conserva que quelques heures. A la troisième séance la guérison était définitive.

Ors. II. — *Aphonie nerveuse guérie en quelques minutes par la faradisation externe.*

Vande...... Sylvie, 28 ans, domestique.

Entrée à l'hôpital le 7 janvier 1882, sortie le 9.

Cette malade est atteinte d'aphonie depuis le 4 janvier. Jamais elle n'a présenté de manifestations convulsives d'hystérie, mais elle pleure et rit très facilement. Depuis quatre ou cinq ans, elle tousse et est oppressée, surtout la nuit et le matin ; il n'y a pas eu d'amaigrissement, et l'auscultation des sommets ne révèle rien d'anormal.

Le 4, on lui a prescrit des badigeonnages à la teinture d'iode et un julep diacodé. Ce traitement n'a amené aucune modification dans son état et la malade entre à l'hôpital, le 7 janvier, la voix absolument perdue.

Le lendemain l'interne (1), à qui nous avions parlé les jours précédents des bons résultats donnés par la faradisation externe, lui applique les tampons d'un appareil de Gaïffe de chaque côté du larynx.

____

(1) M. Carrette, à qui nous devons l'observation.

Ils étaient à peine appliqués que la malade accusait à haute voix une vive douleur. Une deuxième application produisait le même résultat et la malade pouvait raconter la manière dont les accidents étaient survenus.

Le lendemain la voix était conservée et la malade sortait de l'hôpital complètement guérié.

Obs. III. — *Aphonie nerveuse datant de six mois. — Inefficacité des révulsifs. — Guérison immédiate par la faradisation.*

Mademoiselle X......, 28 ans, religieuse, appartenant à une congrégation enseignante, nous fut conduite, au mois de mai 1881, pour une aphonie complète datant de six mois. Tout avait été tenté pour la guérir, mais en vain. A cause de son apparence très délicate et de l'absence d'autres accidents nerveux, à cause aussi de quelques signes qu'elle présentait au sommet gauche, nous crûmes, le premier jour, à un début de tuberculisation et lui prescrivîmes un traitement en conséquence. Malgré sa docilité il avait été impossible d'examiner les cordes vocales. Nous avions néanmoins tenté d'introduire dans le larynx une éponge chargée d'une solution de nitrate d'argent. — L'accès de toux quinteuse qui suivit cette application nous fît croire que nous avions réussi.

Huit jours après cette malade revenait non soulagée et, un interrogatoire plus attentif, nous faisait penser que nous avions peut être affaire à une aphonie nerveuse, nous pratiquions la faradisation (une électrode à la partie antérieure du cou, l'autre à la partie postérieure du larynx); immédiatement, notre jeune religieuse poussait un cri.— Une minute après elle parlait, montait une gamme et chantait. — Trois applications de quelques secondes avaient suffi.

Elle revenait trois jours après, mais nous n'avions qu'à constater que la guérison s'était maintenue (1).

Obs. IV. — *Aphonie nerveuse. — Inefficacité de la faradisation externe. — Bons resultats de la faradisation des cordes vocales.*

Jeanne D......, 24 ans, couturière.

Cette jeune fille est notoirement hystérique et a présenté, sous nos

---

(1) **Nous avons eu de ses nouvelles il y a quelques jours : sa guérison ne s'est pas démentie.**

yeux, depuis le traitement que nous relatons, les accidents les plus variés : convulsifs, sensitifs, intellectuels, paralytiques, etc.

Au mois de septembre 1881, elle toussait, avait eu plusieurs fois de légères hémoptysies, était aménorrhéique et tout à fait aphone.

Après un examen attentif de la poitrine, n'ayant trouvé trace de lésions pulmonaires nous portâmes le diagnostic: hystérie et résolûmes de recourir à l'électricité, mais avant nous pratiquâmes l'examen laryngoscopique, qui ne fut pas facile. Les cordes vocales avaient leur coloration normale, et s'écartaient facilement de la ligne médiane, seulement elles n'arrivaient pas au contact et paraissaient relachées.

Nous ne pûmes voir, à cause de l'intolérance de la malade, si les cartilages arythénoïdes étaient mobiles, de sorte que le diagnostic resta en suspens entre la paralysie des tenseurs des cordes vocales (crico-thyroïdiens) et celle des constricteurs de la glotte (crico-arythénoïdiens latéraux et arythénoïdiens.)

Le traitement devait achever le diagnostic.

A cause de la plus grande facilité de l'opération, nous eûmes recours, pendant deux jours, à la faradisation externe, sans en obtenir aucun résultat. Le lendemain, nous appliquions un des réophores à la partie antérieure du cou et nous portions l'autre (excitateur de Mackensie) à la partie postérieure du larynx et immédiatement la malade émettait quelques sons. Le lendemain, le progrès était plus grand et elle prononçait quelques mots. En cinq ou six séances la voix était complètement revenue.

Obs. V. — *Fièvre catarrhale. — Aphonie nerveuse consécutive. — Inefficacité de la faradisation cutanée. — Bons résultats de la faradisation des cordes vocales.*

Mademoiselle H. jouit habituellement d'une bonne santé quoiqu'elle soit délicate. Elle n'a jamais eu d'accidents nerveux faisant penser à l'hystérie. Le seul qui pourrait laisser des doutes sur ce point, est celui pour lequel nous sommes consultés et qui s'est déjà reproduit plusieurs fois. Depuis quelques années cette malade a perdu la voix trois fois ; elle en a été privée une fois pendant cinq mois. Tout a été employé pour combattre cet accident (eaux d'Enghien, de Pierrefonds, du Mont-Dore, etc.), et cela sans profit. Chaque fois la voix est revenue progressivement. Nous fumes appelés auprès de cette malade au mois de décembre : elle était atteinte d'une fièvre catarrhale bien caractérisée qui dura deux semaines. Le larynx était pris comme les bronches ; il y avait de la raucité de la voix, mais ce n'était pas encore de l'aphonie. Le lendemain, l'aphonie était complète ; elle persista après la disparition de la fièvre, malgré tous nos efforts. Vésicatoires, excitants cutanés de toutes sortes, aconit, eaux sulfureuses, faradisation superficielle, tout fut mis en œuvre, sans que la malade éprouvât la plus légère amélioration. L'examen laryngoscopique nous montrant l'intégrité de la muqueuse et les mouvements très limités des cordes vocales, nous eûmes recours à l'électrisation des cordes vocales. Pendant la première séance la malade émit quelques sons, l'aphonie redevint complète quand l'électrisation fut interrompue. Les jours suivants, les résultats furent plus nets et, après la séance, la malade pouvait émettre des sons pendant quelques heures. A la quatrième séance elle parlait et la guérison se maintint.

Obs. VI. — *Rhumatisme subaigu. — Aphonie nerveuse. — Inefficacité des révulsifs et de la faradisation externe. — Bons effets de la faradisation des cordes vocales.*

Mademoiselle D... est âgée de 18 ans et d'une santé délicate. Elle a eu déjà une attaque de rhumatisme subaigu et, il y a quelques années, une extinction de voix complète qui dura plusieurs mois. Son père et un de ses frères sont morts tuberculeux. Au mois de janvier 1881, elle fut prise de douleurs articulaires peu vives mais diffuses et, peu après, d'aphonie complète. Les gargarismes, la teinture d'iode, un vésicatoire appliqué à la partie antérieure du larynx, ne donnèrent aucun résultat. L'examen laryngoscopique ne révélait rien de remarquable : les cordes vocales avaient leur coloration normale et leur mobilité. Il nous parut seulement que, pendant leur rapprochement, elles étaient beaucoup moins tendues et laissaient entre elles un espace libre. Nous eûmes recours à l'électrisation (faradisation) du larynx qui, en **8** séances, rendit la voix disparue depuis deux mois.

Plusieurs modes d'électrisation furent employés, la malade étant peu tolérante. L'application sur les parties latérales du cou parut ne donner aucun résultat, au contraire, l'application d'une électrode

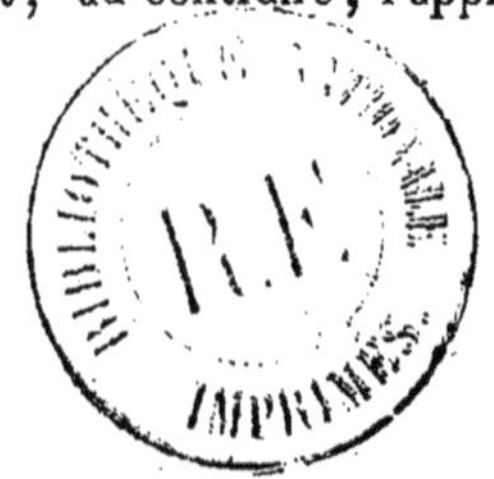

sur la partie antérieure du larynx, tandis que l'excitateur laryngien était porté dans la gorge, rarement sur les cordes, à cause des difficultés de l'application, le plus souvent à la partie postérieure du larynx, produisit des effets immédiats. Pendant l'application, Mademoiselle D. émettait quelques sons qui augmentèrent rapidement d'intensité, de sorte qu'à la troisième séance, immédiatement après l'électrisation, elle pouvait se faire entendre, mais cet état ne durait que quelques heures. Les jours suivants l'effet était le même, et le huitième jour, la guérison était complète. Depuis elle a persisté. Le rhumatisme dont nous avons parlé, n'était guéri que plusieurs semaines plus tard.

Obs. VII. — *Hystérie franche. — Aphonie nerveuse guérie après deux mois par la galvanisation des cordes vocales.*

Flore X..., 20 ans, cuisinière née et élevée à la campagne, habitant Lille depuis deux ans, entra à l'hôpital Ste-Eugénie au mois d'août 1878. Elle était atteinte, depuis plusieurs mois, d'aménorrhée, depuis six semaines d'aphonie et accusait des attaques d'hystérie franche survenant plusieurs fois par semaine. Son aphonie était complète et permanente.

L'examen au laryngoscope fut pratiqué avec difficulté le premier jour, plus tard il devint plus facile et nous pûmes constater que les cordes vocales étaient relachées et sujettes à une espèce de tremblement semblable à celui que présentaient les lèvres, lorsque la malade était sous le coup d'une émotion. La première séance d'électrisation ayant amené une attaque, nous dûmes suspendre le traitement qui ne fut repris que le 1er octobre. La malade était assise en face de l'opérateur qui, d'une main, tenait la langue de la patiente et de l'autre l'excitateur de Mackensie. La tête était immobilisée par un aide. On fit passer un courant de deux éléments avec des interruptions peu fréquentes. Un pôle était appliqué à la partie antérieure du cou, l'autre sur les cordes vocales.

Dès la première séance, la malade fit entendre un cri rauque.

Le 2, même application. Cri très aigu. Dans la journée, la malade put parler un peu. Sa voix, il est vrai, était rauque et faible.

Le 3, elle émettait des sons distincts.

Le 5, elle montait une gamme mais sans sûreté.

Le 6 , elle crachait un peu de sang.

Le 7, sa voix était normale.

Le 8 , elle crachait encore un peu de sang (1).

A partir de ce jour la voix était définitivement acquise et les séances d'électrisation interrompues.

Ainsi qu'on peut le voir par la lecture de ces observations, deux fois (obs. I et II), la faradisation externe a donné des résultats immédiats, une fois (obs. III) la faradisation intra-laryngée a produit le même effet, trois fois (obs. IV, V, VI) la faradisation interne a réussi lorsque la faradisation externe avait échoué, une fois la galvanisation interne, avec interruptions, a donné les mêmes résultats que la faradisation.

Ces effets divers sont-ils dus au hasard ? Ne peuvent-ils, au contraire, être expliqués par l'espèce de paralysie à laquelle on avait affaire ? Ne peuvent-ils servir à déterminer le mode d'électrisation à adopter selon les cas ? Telles sont les questions que nous voudrions examiner rapidement.

A. *Paralysie des muscles-tenseurs des cordes vocales.* — Ce n'est pas au hasard, certainement, qu'est due la diversité des résultats obtenus par l'électrisation. Si nous tenons compte en effet, du mode d'application des courants nous constatons que dans la faradisation externe, outre la peau, le courant traverse et excite un muscle superficiel, dont l'action est très importante dans la phonation. C'est le muscle crico-thyroïdien. Ce muscle, rapproche les deux cartilages thyroïde et cricoïde en faisant basculer le premier sur le second et par là tend les cordes vocales. Il est donc *tenseur* des cordes vocales et intervient toujours dans l'acte de la phonation.

La paralysie, qu'il est aisé de produire en sectionnant le

---

(1) Chez cette malade nous fîmes usage des courants continus : l'électrode positive était placée à la partie externe et un peu au dessous du larynx , la négative sur les cordes vocales ou sur la partie postérieure du larynx. Cette disposition est imposée par la marche ascendante du recurrent et explique l'action légèrement caustique de l'électrode négative et le petit crachement de sang.

spinal qui l'innerve, entraîne toujours comme Longet l'a démontré une perte aussi complète de la voix que la section du recurrent, qui produit la paralysie de tous les autres muscles du larynx. On comprend donc qu'une aphonie, due à la paralysie du crico-thyroïdien, puisse être rapidement guérie par la faradisation externe, qui est, en réalité, la faradisation directe du muscle paralysé. Or, cette paralysie existe et est très fréquente.

A quels signes peut-on la reconnaître ? La voix et la respiration n'ont pas de caractères spéciaux : la première est éteinte, la seconde est libre. L'examen laryngoscopique seul fait voir que les cordes vocales ont conservé la liberté de leurs mouvements, qu'elles peuvent se rapprocher et s'éloigner de la ligne médiane, mais qu'elles laissent toujours entre elles un espace libre. On constate des signes analogues lorsqu'il y a paralysie des constricteurs de la glotte, mais, dans ce dernier cas, les cartilages arythénoïdes sont immobiles.

Longet, après avoir sectionné chez un chien le laryngé supérieur et produit la paralysie du crico-thyroïdien suppléait à son action en soulevant, à l'aide d'une pince, le cartilage thyroïde. Nous croyons qu'on pourrait produire chez l'homme une action analogue en abaissant le cartilage thyroïde et en soulevant le cricoïde. Ce serait un bon moyen de diagnostic.

B. *Paralysie des muscles constricteurs de la glotte.* — A côtés des paralysies qu'une application externe de l'électricité guérit rapidement, il en est qu'une application interne faite à la partie postérieure du larynx, fait cesser en une séance. Notre troisième observation en est un exemple.

Nous croyons qu'elles peuvent être aussi facilement interprêtées que les précédentes. A la partie postérieure et supérieure du larynx, en effet, se trouve un muscle qui a pour action de rétrécir la glotte, c'est le muscle ary-arythénoïdien qu'innerve un rameau du recurrent. C'est sur lui que vient se poser l'excitateur laryngien. Il n'est pas surprenant qu'il en éprouve les effets et recouvre ses mouvements dès que l'action de l'électricité se fait sentir. Nous avons dit plus haut comment on peut distinguer au laryngoscope la paralysie des tenseurs des cordes vocales de celles des constricteurs. Inutile d'y revenir.

c. *Paralysie des muscles dilatateurs de la glotte.* — Elle est plus rare que les précédentes chez les malades purement nerveux. Nous ne l'avons jamais observée pour notre compte. Par contre elle serait fréquente, d'après Mandl, chez les tuberculeux. Chez les malades qui en sont atteints, l'écartement des cordes vocales rapprochées de la ligne médiane, est fort incomplet, tandis que l'occlusion de la glotte s'opère facilement. « La voix, dit Mandl, est enrouée, quelquefois aphone ; la respiration peu gênée au repos, mais fort laborieuse pendant les mouvements un peu vifs...... Si la paralysie est complète, il en résulte une affection analogue au cornage des chevaux, qui reconnait comme cause également la compression des recurrents. »

De cet exposé, que nous ne voulons pas allonger à cause du peu de place que peut nous donner le *Journal*, nous pouvons tirer plusieurs conclusions pratiques :

1° L'examen laryngoscopique, en même temps qu'il confirme le diagnostic, déjà entrevu, d'aphonie nerveuse, permet de dé terminer, dans un certain nombre de cas, les muscles atteints et indique de quelle manière l'électrisation doit être faite.

2° Lorsqu'on constate que la muqueuse est intacte, qu'il y a un léger écartement des cordes vocales et que les cartilages arythénoïdes ont conservé leur mobilité, on peut porter le diagnostic de paralysie des muscles crico-thyroïdiens et recourir à la faradisation externe.

3° Lorsque, la muqueuse étant intacte et les cordes vocales un peu écartées, les cartilages arythénoïdes sont immobiles, il faut diagnostiquer une paralysie des muscles ary-arythénoïdiens et appliquer le pôle positif sur le trajet du recurrent et l'excitateur laryngien en arrière du larynx.

4° Lorsque, pour une cause quelconque, on ne peut pratiquer l'examen laryngoscopique on doit recourir d'abord à la faradisation externe. Si elle ne donne pas de résultat il faut appliquer alors le pôle positif sur le trajet de l'un des recurrents et porter ensuite l'excitateur à la partie postérieure du larynx, sans se préoccuper d'atteindre les cordes vocales. Le plus souvent ce mode d'excitation est suffisant.

Lille Imp. L. Danel.

PRINCIPAUX TRAVAUX DE L'AUTEUR :

De la nature de l'endocardite ulcéreuse. — Paris, Delahaye, 1871.

De la péritonite rhumatismale (*Société médicale d'émulation* et *Union médicale*, 1872).

Des paralysies périphériques (Thèse d'agrégation). — Paris, Delahaye, 1875.

De l'intoxication saturnine (*Revue scientifique de Bruxelles*, 1877).

Histoire sanitaire des fabriques de céruse à Lille, depuis 1866 jusqu'à 1878 (Extrait des *Annales d'hygiène publique*, 1878).

De l'atrophie musculaire dans la péri-arthrite scapulo-humérale (*Gazette hebdomadaire*, Paris, 1878).

Note sur deux cas de rhumatisme articulaire graves traités par le salicylate de soude (Ibid., 1878).

Métalloscopie et Métallothérapie (*Revue scientifique de Bruxelles*, 1878).

Des localisations cérébrales (Ibid., 1878).

Des pseudo-exanthèmes aigus rhumatismaux (*Journal des Sciences médicales de Lille*, 1879).

Des localisations cérébrales ; faits négatifs (Ibid., 1879).

Applications de l'électricité au diagnostic et au traitement des maladies (*Journal des Sciences médicales de Lille*, 1879).

Note sur deux cas de fièvre puerpérale (*Revue médicale*, 1879).

Fonte purulente des ganglions cervicaux simulant un mal de Pott (Ibid.).

Dégénérescence caséeuse des organes génitaux, tuberculisation pulmonaire, abdominale et méningée consécutives (Ibid.).

Note sur un cas d'anévrisme de l'aorte comprimant la bronche gauche et ayant amené une dilatation des bronches limitée à un côté (communiquée à la Société médicale des hôpitaux de Paris et insérée dans l'*Union médicale*, 1879).

Note sur un cas de rupture de l'aorte dans le péricarde, suivie d'apoplexie pulmonaire (Ibid.).

Hémi-atrophie de la face (*Journal des Sciences médicales de Lille*, 1880).

Contagion de la grippe (Ibid.).

Contagion de la rougeole (Ibid.).

De l'acide phénique considéré comme agent antipyrétique ; 1er mémoire lu à l'Académie de médecine, le 8 septembre 1880.

Idem ; 2e mémoire communiqué le 30 novembre 1880 (*Gazette hebdomadaire* et *Journal des Sciences médicales*).

Acide phénique et bains froids (Ibid.).

Lavages phéniqués intra-utérins (Ibid., 1881).

De l'acide phénique appliqué au traitement de la fièvre ; réponse à M. Raymond (*Gazette médicale de Paris*, 1881).

Salicylate de soude et Albuminurie (1882).

Le magnétisme devant la religion et devant la science (1882).

LILLE. — IMPRIMERIE L. DANEL.